BEI GRIN MACHT SICH IHR WISSEN BEZAHLT

- Wir veröffentlichen Ihre Hausarbeit, Bachelor- und Masterarbeit

- Ihr eigenes eBook und Buch - weltweit in allen wichtigen Shops

- Verdienen Sie an jedem Verkauf

Jetzt bei www.GRIN.com hochladen und kostenlos publizieren

Bibliografische Information der Deutschen Nationalbibliothek:

Die Deutsche Bibliothek verzeichnet diese Publikation in der Deutschen Nationalbibliografie; detaillierte bibliografische Daten sind im Internet über http://dnb.d-nb.de/ abrufbar.

Dieses Werk sowie alle darin enthaltenen einzelnen Beiträge und Abbildungen sind urheberrechtlich geschützt. Jede Verwertung, die nicht ausdrücklich vom Urheberrechtsschutz zugelassen ist, bedarf der vorherigen Zustimmung des Verlages. Das gilt insbesondere für Vervielfältigungen, Bearbeitungen, Übersetzungen, Mikroverfilmungen, Auswertungen durch Datenbanken und für die Einspeicherung und Verarbeitung in elektronische Systeme. Alle Rechte, auch die des auszugsweisen Nachdrucks, der fotomechanischen Wiedergabe (einschließlich Mikrokopie) sowie der Auswertung durch Datenbanken oder ähnliche Einrichtungen, vorbehalten.

Impressum:

Copyright © 2016 GRIN Verlag
Druck und Bindung: Books on Demand GmbH, Norderstedt Germany
ISBN: 9783668533653

Dieses Buch bei GRIN:

https://www.grin.com/document/376129

Nancy Kolling

Qualitätssicherung im Gesundheitswesen. Begriffe des Total Quality Management Konzeptes

GRIN Verlag

GRIN - Your knowledge has value

Der GRIN Verlag publiziert seit 1998 wissenschaftliche Arbeiten von Studenten, Hochschullehrern und anderen Akademikern als eBook und gedrucktes Buch. Die Verlagswebsite www.grin.com ist die ideale Plattform zur Veröffentlichung von Hausarbeiten, Abschlussarbeiten, wissenschaftlichen Aufsätzen, Dissertationen und Fachbüchern.

Besuchen Sie uns im Internet:

http://www.grin.com/

http://www.facebook.com/grincom

http://www.twitter.com/grin_com

Einsendeaufgabe Modul: Qualitätsmanagement im Gesundheitswesen

1.

TQM – Total Quality Management ist ein ganzheitliches Managementkonzept (Hummel & Malorny, 2011, S. 5). Es umfasst alle Bereiche einer Organisation mit dem Ziel der kontinuierlichen Verbesserung von Prozess-, Struktur- und Ergebnisqualität (Herrmann & Fritz, 2015, S. 250).

Dabei steht „Total" für die Erfassung aller Unternehmensbereiche, Mitarbeiter auf allen Hierarchieebenen, Kapitalgeber, Geschäftspartner und Kunden einer Organisation bzw. Einrichtung (ebd.).

„Qualität" bedeutet die Ausrichtung aller Vorgänge in einer Organisation auf die Qualitätsanforderungen aller Kunden, sowohl intern als auch extern (Hummel & Malorny, 2011, S. 7). Ergebnis bzw. Produktqualität wird von den Kunden definiert und ergibt sich aus der Qualität der Arbeit, der Prozesse und des gesamten Unternehmens (ebd.).

„Management" bezeichnet die Führungsqualität in einem Unternehmen (ebd.). Demnach ist Qualität eine Führungsaufgabe und als wesentlicher Kernpunkt des Führungshandelns zu verstehen (Hummel & Malorny, 2011, S. 7). Dabei soll das Management eines Unternehmens in besonderem Maße Qualität vorleben (ebd.).

Die TQM-Philosophie ist durch wesentliche Prinzipien gekennzeichnet:

- Orientierung an den Anforderungen der Kunden,
- Einbeziehung aller Mitarbeiter aus allen Bereichen und Ebenen,
- Einbeziehung der Lieferanten,
- Orientierung an den Interessen aller Stakeholder (Interessengruppen) und der Gesellschaft,
- prozessorientiertes Handeln und Denken,
- stetige Optimierung und Verbesserung aller Abläufe, auf allen Ebenen,
- Vernetzung aller Ebenen,
- Umsetzung präventiver Maßnahmen zur Optimierung von Prozessen um Fehler zu vermeiden und Potenziale aufzudecken,
- permanente Erfolgskontrolle,
- ganzheitliche Sichtweise auf die Organisation,

- Benchmarking,
- Bestimmung von Zielen, Verfolgung der Ziele und Evaluation (ebd., S. 10).

Philosophie: Wenn die Unternehmensführung Qualität vorlebt und in jedem Vorgang das ganze Unternehmen als Einheit mit allen Mitarbeitern, Lieferanten, Kunden und anderen involvierten Interessengruppen erfasst, kann Qualität ständig optimiert und verbessert werden und somit dauerhaft die Kunden- und Mitarbeiterzufriedenheit auf allen Ebenen erreicht werden (Herrman & Fritz, 2015, S. 250 ff).

2.

Ein wesentlicher Unterschied zwischen beiden QM-Grundsätzen ist die Ganzheitlichkeit des TQM-Konzepts (Hensen, 2016, S. 41). Hier gilt es nicht nur den Kundenansprüchen, sondern auch den Qualitätsanforderungen anderer Interessengruppen, z. B. aus Umwelt und Gesellschaft, gerecht zu werden (Herrman & Fritz, 2015, S. 250). Damit dies gelingt, ist u.a. die im TQM praktizierte horizontale und vertikale Vernetzung im Unternehmen von signifikanter Bedeutung. Durch den Informationsaustausch von der Basis zur Führungsebene und wieder zurück können mögliche Probleme entweder von vornherein verhindert oder zumindest umgehend aufgedeckt und entsprechend schnell darauf reagiert werden. Allerdings versucht man im TQM Fehler überwiegend durch Realisierung präventiver Maßnahmen konsequent zu vermeiden (Hensen, 2016, S. 41). Im traditionellem QM hingegen werden Fehler eher impliziert (Behrendt, 2016, Folie 24). Zudem erfordert das TQM eine Ergebnisorientierung über die Grenzen der Organisation hinweg, dies geschieht mittels Benchmarking (Hensen, 2016, S. 42). Durch Leistungs- bzw. Produktvergleiche mit anderen beispielhaften Unternehmen kann das Zielplanungssystem der Organisation unterstützt werden, was ständige Veränderungsprozesse zur Folge hat und somit die im TQM fokussierte kontinuierliche Qualitätsverbesserung in allen Bereichen ermöglicht (Hummel & Malorny, 2011, S. 104-105). Des Weiteren ist festzustellen, dass im traditionellen QM primär der Profit der Organisation im Mittelpunkt der Betrachtung steht, während sich das TQM eher an den Qualitätsanforderungen des Kunden orientiert (Hensen, 2016, S. 41). Auch hinsichtlich der Prozessstruktur und Entscheidungsfindung sind Unterschiede auszumachen. Während dies im TQM eher pragmatisch mit Hilfe von Zahlen, Fakten und Daten sowie der Verwendung entsprechender Modelle zur stetigen Optimierung und Verbesserung von Prozessen geschieht, werden Entscheidungen im QM auf Grund bestimmter Ansichten der Mitarbeiter bzw. Führungskräfte getroffen (Behrendt, 2016, Folie 24). Auch erfolgen die Reaktionen auf Probleme oder bereits entstandene Fehler ohne die Betrachtung jeglicher analytischen Zusammenhänge (ebd.). Ferner unterscheiden sich beide QM Grundsätze in der Zertifizierung. Im traditionellen QM gelten z. B. DIN EN-ISO-Normen. Für das TQM wurde ein sogenanntes Exellence-Modell von der European Foundation of Quality (EFQM) entwickelt (Hensen, 2016, S. 124). Dies ist ein Grundkonzept zur Umsetzung und Anwendung des umfassenden QM für die Erzielung beispielhafter Vorgehensweisen und hervorragender Resultate in Bezug auf die Ansprüche aller Stakeholder (ebd.). Zudem stellt dieses Modell die Bewertungsgrundlage für den EFQM-Excellence Award dar (Herrman & Fritz, 2011, S. 256).

Abschließend lässt sich feststellen, dass das TQM, als komplexes Managementsystem, auch als eine lernende Organisation mit einer besonderen Unternehmensphilosophie bezeichnet werden kann und eher eine Weiterentwicklung und Verbesserung des QM ist, welches insbesondere durch den Übergang von Produktqualität zur Unternehmensqualität gekennzeichnet ist (Herrmann & Fritz, 2015, S. 254).

3.

Nach §§ 137, 108 SGB V sind deutsche Krankenhäuser gesetzlich dazu verpflichtet ein einrichtungsinternes Qualitätsmanagement einzuführen und einen Qualitätsbericht vorzulegen (Thüsing, 2005, S. 149). Die Kooperation für Transparenz und Qualität im Gesundheitswesen GmbH (KTQ) hat dazu ein krankenhausspezifisches Zertifizierungsverfahren entwickelt, welches aus einer Selbstbewertung mit anschließender Punktvergabe, einer Fremdbewertung durch Visitoren, der Zertifikatsvergabe und dem Qualitätsbericht besteht (Ertl-Wagner, Steinbrucker & Wagner, 2013, S. 39). Die KTQ-Zertifizierung ist nicht gesetzlich vorgeschrieben, setzt jedoch eine Selbstbewertung nach KTQ voraus. Für ein Krankenhaus bietet die Selbstbewertung nach KTQ diverse Vorteile. Da das KTQ-Verfahren, im Gegensatz zu QM-Zertifizierungs-Modellen wie EFQM oder die DIN EN-ISO-Normen, eigens von Fachleuten aus Krankenhäusern für das Gesundheitswesen entwickelt wurde und sich insbesondere durch spezifische Fragestellungen und verständliche Ausdrucksweisen im Fragenkatalog der Selbstbewertung auszeichnet, ist die Akzeptanz bei den Mitarbeitern im Gesundheitswesen sehr hoch (Thüsing, 2015, S. 152). Mit Hilfe dieser einrichtungsinternen Bewertung kann das KH eine systematische Ist-Analyse sowie eine Beurteilung der Leistungen und des Reifegrads seiner Organisation vornehmen und somit Stärken, Schwächen sowie Verbesserungspotentiale aufdecken (Hensen, 2016, S. 158). Zudem kann die vom Gesetzgeber geforderte Transparenz über Qualität und Leistungen einer Gesundheitseinrichtung sowie der Beweis für ein erfolgreich implementiertes QM erbracht werden. Der Fragenkatalog der Selbstbewertung enthält 6 übergeordnete Kategorien. Dazu gehören die Patientenorientierung, die Mitarbeiterorientierung, die Sicherheit, das Informations- und Kommunikationswesen, die Krankenhausführung sowie das Qualitätsmanagement, wobei der Patient bei allen Kategorien im Mittelpunkt der Betrachtung steht (Ertl-Wagner et al., 20113, S. 41). Nach dem PDCA-Zyklus (Plan, DO, Check, Act) werden die einzelnen Kriterien bearbeitet und mit der entsprechenden Punktzahl versehen (ebd.).

Die Umsetzung eines solchen Projekts erfolgt in den vier Phasen der Vorbereitung, Durchführung, Konsensfindung und dem Abschluss der Selbstbewertung (Behrendt, 2016, Folien 28-31). In der Vorbereitungs- und Planungsphase wird der Projektleiter und das Projektteam benannt sowie ein Projektkonzept erstellt. Zudem muss bestimmt werden, welche Krankenhausabteilungen einbezogen werden sollen. Anschließend ist es notwendig, alle Mitarbeiter über die geplanten Maßnahmen zu informieren (ebd.). Mit der Verteilung des KTQ-Manuals, welches neben den zu bearbeitenden Fragen auch die Vorgehensweise für die Selbstbewertung erläutert, findet die Implementierung der krankenhausinternen Bewertung statt. Nun können entsprechende Arbeitsgruppen gebildet werden. Die nächste Projektphase – die Durchführung beginnt. Hier geht es um die Bearbeitung der Fragen aus dem KTQ-Katalog in allen betroffenen Abteilungen (ebd.). Anschließend folgt die Phase der Konsensfindung. Es werden die ermittelten Ist-Werte für die notwendige Gesamtdarstellung zusammengeführt, analysiert und mit Hilfe des Punktesystems bewertet. Abschließend wird ein Selbstbewertungsbericht nach den Vorgaben der KTQ verfasst. Für den nächsten Schritt im KTQ-Zertifizierungsverfahren muss das Krankenhaus pro Kategorie mind. 55% der möglichen Punktzahl erreicht haben. Danach erfolgt die Fremdbewertung (Ertl-Wagner et al., 2015, S. 42). Falls die Punktzahl nicht ausreicht, hat das Krankenhaus durch die Selbstbewertung zumindest einen Überblick über die eigenen Prozessabläufe, Leistungen und Qualität erhalten. Schwächen und Probleme können entsprechend durch neue Projekte zur Optimierung von Prozessen und Verbesserung der Qualität vorgenommen werden.

4.

Der Umgang mit Kritik bereitet vielen Menschen Schwierigkeiten. Gerade im Gesundheitswesen, in dem der Konkurrenzdruck stetig zunimmt, ist es wichtig, Kritik nicht nur anzunehmen, sondern diese als Chance zu nutzen. Ein systematisches Beschwerdemanagement kann helfen konstruktiv mit Kritik umzugehen, diese als wertvolle Information zu erkennen und Verbesserungspotentiale aufzudecken (Döbele & Becker, 2016, S. 43). Mit Hilfe der vier Phasen des PDCA-Zyklus lässt sich das Beschwerdemanagement folgendermaßen organisieren:

1. Plan: In dieser Phase wird zunächst eine Ist-Erhebung durchgeführt. Nach der Ist-Erhebung folgen die Analyse und anschließend die Auswertung der Daten. Nun kann die Planung beginnen (Hensen, 2016, S. 60-61). Dabei werden realistische Ziele festgelegt und Maßnahmen erarbeitet, um diese zu erreichen. Die Maßnahmen umfassen Inhalte der Beschwerdestimulierung, die Beschwerdeannahme, deren anschließende Bearbeitung und Reaktion darauf sowie die anschließende Auswertung (Döbele & Becker, 2016, S.43). Im Rahmen der Planung sollte bereits ein Beschwerdebeauftragter ernannt werden, welcher speziell für die Bearbeitung der Beschwerden zuständig ist.
2. Do: Nun müssen die beschlossenen Maßnahmen umgesetzt werden. Zunächst werden alle betroffenen Mitarbeiter über die geplanten Schritte informiert (Hensen, 2016, S. 60-61). Maßnahmen zur Beschwerdestimulation werden ergriffen. Dazu gehört die Einrichtung einer Beschwerde- bzw. Servicestelle, das Anbringen von Vorschlagboxen in verschiedenen Bereichen im KH, die Planung und Durchführung von Gesprächen mit den Patienten, die Entwicklung und Auslegung von Fragebögen zur Patientenzufriedenheit und eine Kontaktaufnahme zum Patienten nach seiner Entlassung aus dem KH (ebd., S. 259). Ferner ist es wichtig die Beschwerden entsprechend anzunehmen, dazu ist möglicherweise eine Mitarbeiterschulung erforderlich. Anschließend werden die Beschwerden vom Beschwerdebeauftragten bearbeitet, beantwortet und ausgewertet, um schließlich die Probleme zu beseitigen (ebd.).
3. Check: In dieser Phase wird geprüft, ob die festgelegten Maßnahmen durchgeführt und das Ziel, die Implementierung und Realisierung eines systematischen Beschwerdemanagements, erreicht wurden. Dazu werden erneut Daten erhoben.
4. Act: In der letzten Phase werden die erhobenen Ist-Daten analysiert und mit den Soll-Werten verglichen. Gibt es Abweichungen vom Soll-Wert, müssen

Pläne zur Verbesserung erstellt und umgesetzt werden, bis die vorgegebenen Ziele erreicht sind. Anschließend kann das Ergebnis standardisiert werden. Allerdings ist es ratsam, die gesteckten bzw. erreichten Ziele aufbauend zu erweitern, um die Qualität stetig zu verbessern (Hensen, 2016, S. 60 -61).

Primäres Ziel des Beschwerdemanagements ist, die Kundenzufriedenheit wiederherzustellen (Döbele & Becker, 2016, S.43). Die Möglichkeit für den Patienten, sich zu beschweren und ein professioneller und offener Umgang damit seitens der Mitarbeiter fördert nicht nur das Vertrauen in die Einrichtung, sondern generell die Zufriedenheit des Patienten. Zudem können hiermit möglichst schnell Missstände, Fehler sowie Schwächen aufgedeckt und umgehend beseitigt werden. So lassen sich Fehler von vornherein vermeiden (ebd.). Dementsprechend trägt ein erfolgreich umgesetztes systematisches Beschwerdemanagement wesentlich zum Erfolg einer Organisation bei.

Zeichen ohne Leerzeichen:10995

Literaturverzeichnis

Behrendt, D. (2016). Präsentation vom 22./ 23. Juli 2016: *Qualitätsmanagement im Gesundheitswesen. Von der Qualitätskontrolle zum TQM.* Skript zur 12. Präsenzphase des Sommersemesters 2015. Fernstudiengang "Angewandte Gesundheitswissenschaften". Hochschule Magdeburg-Stendal". Magdeburg: unveröffentlichtes Manuskript.

Behrendt, D. (2016). Präsentation vom 22./23. Juli 2016: *Qualitätsmanagementmodelle im Gesundheitswesen - KTQ.* Skript zur 12. Präsenzphase des Sommersemesters 2015. Fernstudiengang "Angewandte Gesundheitswissenschaften". Hochschule Magdeburg-Stendal. Magdeburg: unveröffentlichtes Manuskript.

Döbele, M., Becker, U. (2016). *Ambulante Pflege von A bis Z. Beschwerdemanagement.* Heidelberg: Springer-Verlag Berlin.

Ertl-Wagner, B., Steinbrucker, S., Wagner, B.C. (2013). *Qualitätsmanagement und Zertifizierung. Praktische Umsetzung in Krankenhäusern, Reha-Kliniken, stationären Einrichtungen.* 2. Auflage. Heidelberg: Springer-Verlag Berlin.

Hensen, P. (2016). *Qualitätsmanagement im Gesundheitswesen.Grundlagen für Studium und Praxis.* Wiesbaden: Springer Fachmedien.

Herrmann, J., Fritz, H. (2015). *Qualitätsmanagement. Lehrbuch für Studium und Praxis.* München: Carl Hanser Verlag.

Hummel, T., Malorny, C. (2011). *Total Quality Management. Tipps für die Einführung.* 4. Auflage. München: Carl Hanser Verlag.

Thüsing, C. (2005). *Qualitätsmanagement im Krankenhaus. Relevanz von KTQ. Medizinische Klinik* (S. 149-153). München: Urban & Vogel

BEI GRIN MACHT SICH IHR WISSEN BEZAHLT

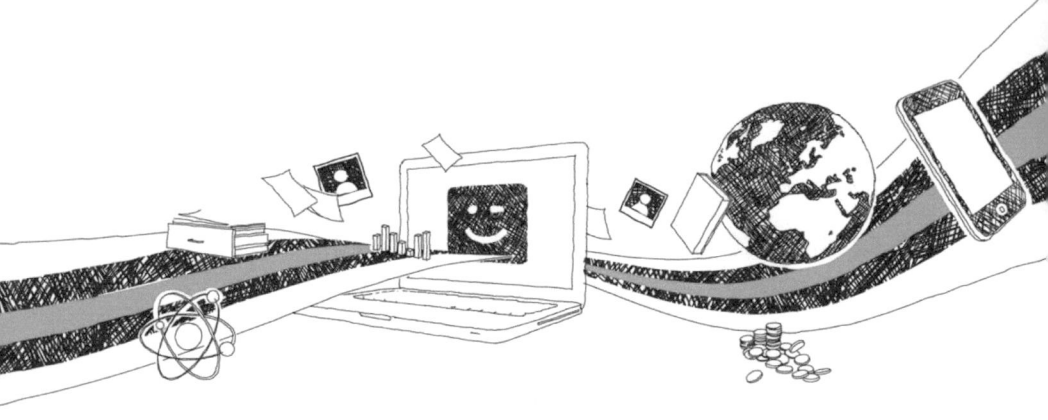

- Wir veröffentlichen Ihre Hausarbeit, Bachelor- und Masterarbeit

- Ihr eigenes eBook und Buch - weltweit in allen wichtigen Shops

- Verdienen Sie an jedem Verkauf

Jetzt bei www.GRIN.com hochladen und kostenlos publizieren

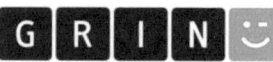